So geht's: Dauerhaft abnehmen ohne zu hungern

Wie Sie mit der Iss-dich-satt-Diät langsam aber sicher abnehmen und

Ihr Wunschgewicht halten

von Matt Lugina

I0435714

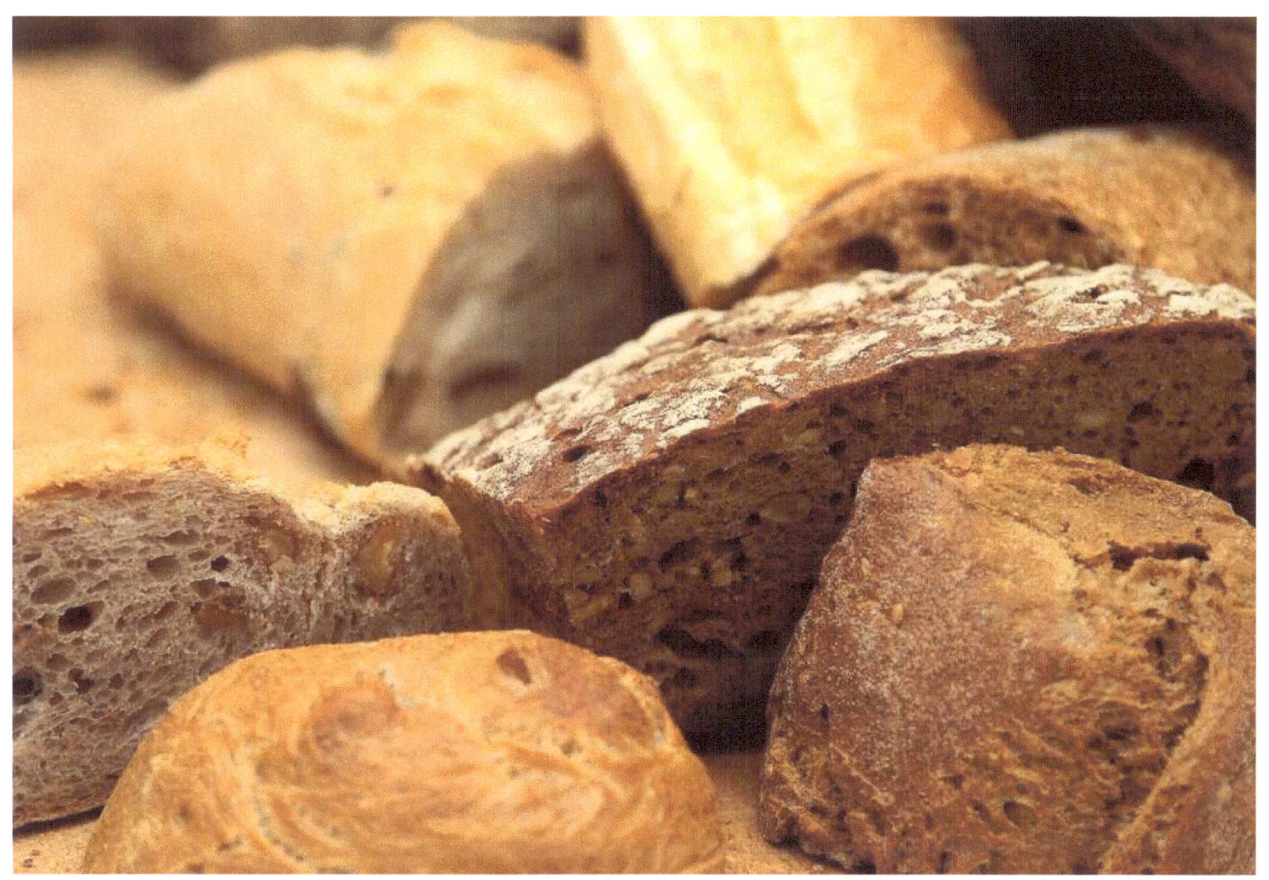

Inhaltsverzeichnis

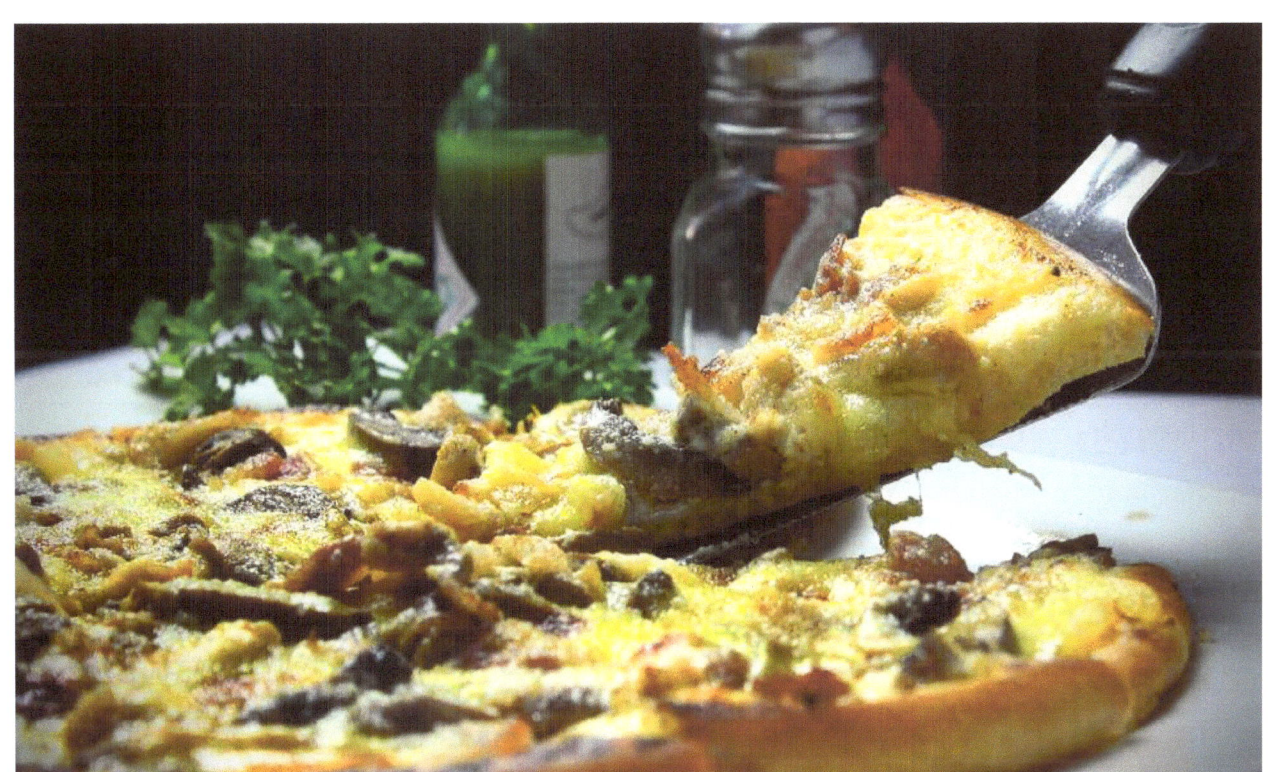

Vorwort

Haben Sie es auch satt, eine Diät nach der anderen auszuprobieren um dann immer wieder festzustellen, dass Sie mit viel Disziplin und großem Verzicht zwar abnehmen, jedoch kurze später das Handtuch werfen und wieder zunehmen?

Dann sind Sie nicht allein. Genauso geht es den meisten Menschen. Bei mir war es so, dass ich dann irgendwann aufgegeben habe und aus Frust abends Chips und Schokolade in mich hineingestopft habe. Dennoch wollte ich mich mit meinen „Kilos zuviel" nicht zufrieden geben. Es musste eine Lösung geben, die leicht umzusetzen ist und bei der man nicht hungern muss und trotzdem abnimmt. Die gute Nachricht vorweg: Es gibt sie, und sie ist leichter, als Sie denken! Hierbei geht es nicht darum möglichst viel in möglichst kurzer Zeit abzunehmen, sondern langsam und kontinuierlich und dafür dauerhaft. Es gibt nur ein paar wenige Regeln, die Sie dabei beachten müssen. Sie können eigentlich fast alles essen, was Ihnen schmeckt, und auch, so viel Sie wollen. Ein paar kleine Änderungen Ihrer Essgewohnheiten hier, ein paar Änderungen da, und die Pfunde können purzeln. Sie werden es zwar nicht von heute auf morgen bemerken jedoch wird Sie früher oder später einer (oder eine) Ihrer Bekannten darauf hinweisen, dass Ihr Bauchumfang doch kleiner geworden ist. Das sind dann die süßen Momente, die einem Recht geben und einen dazu antreiben, weiterzumachen.

Ich wünsche Ihnen viel Spaß bei der Lektüre und Umsetzung dieses kurzen aber wirkungsvollen Ratgebers!

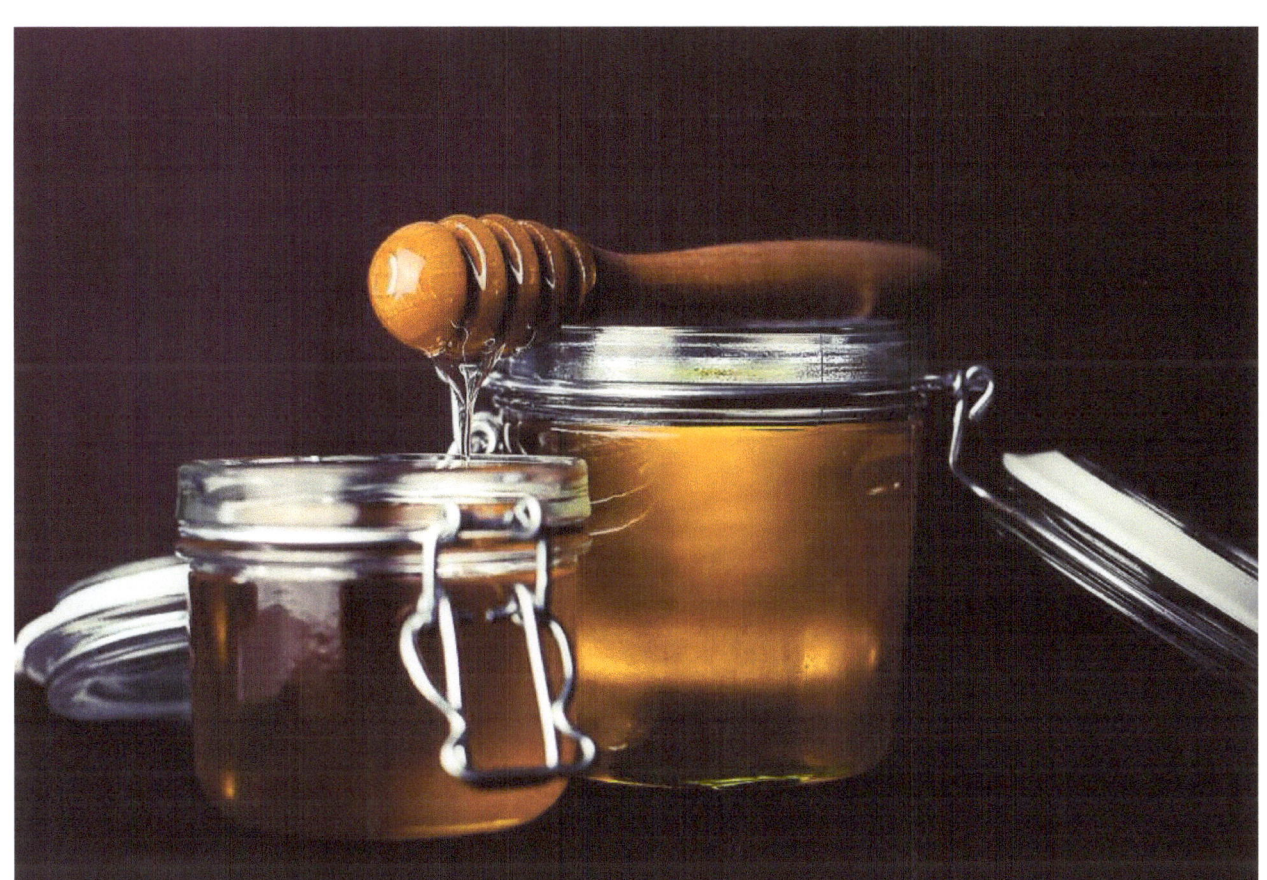

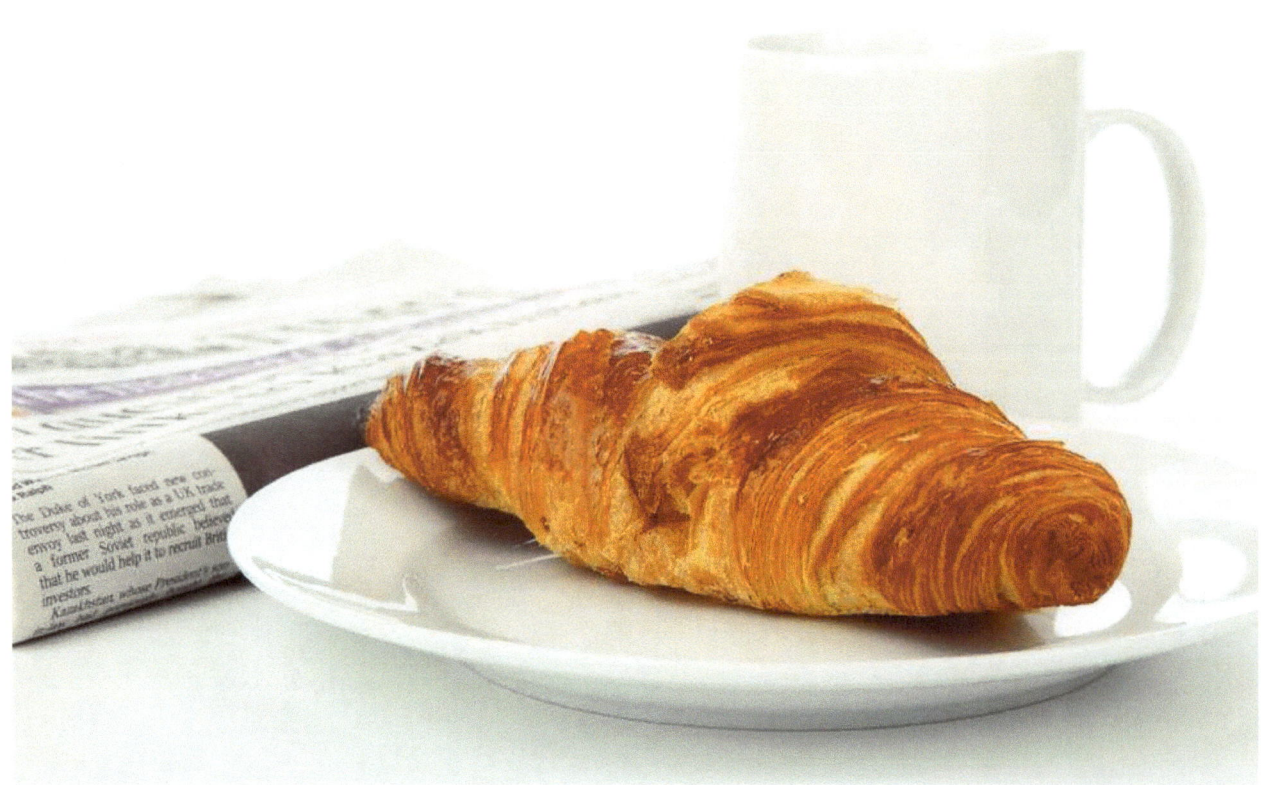

Das Frühstück

Wie schon im Vorwort geschrieben, können Sie so ziemlich alles essen, was Ihnen schmeckt. So esse ich z. B. Morgens eine Scheibe Vollkornbrot oder normales Weizenbrot mit Honig, aber ohne Butter. Wenn man Fett einsparen kann, wieso sollte man das nicht tun? Honig hat zudem den angenehmen Nebeneffekt, dass er antibiotisch ist und auch bei Erkältungen und einer Grippe heilende Kräfte hat. Er eignet sich auch hervorragend als Snack zwischendurch: Wenn ich abends Hunger auf etwas Süßes verspüre, nasche ich gern einen Löffel Honig, und das hat mir bisher noch nicht geschadet. Probieren Sie es aus! Er ist köstlich.

Wenn Sie morgens lieber etwas herzhaftes essen möchten, so tun Sie es. Morgens ist es mehr oder weniger egal, was man isst. Jedoch bin ich der Meinung, dass die Menge der Kalorien, die dem Körper über den Tag verteilt zugeführt wird wichtiger ist und es nicht unbedingt darauf ankommt, zu welcher Tageszeit man wie viel essen darf.

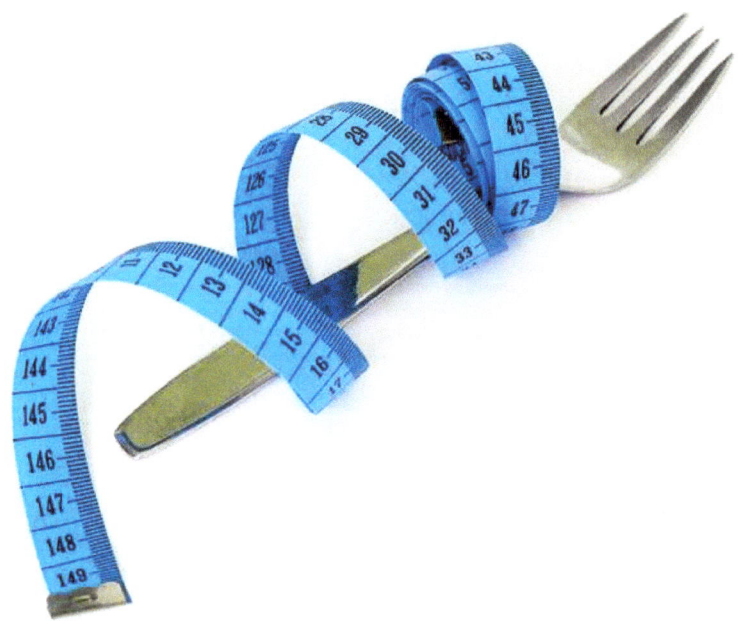

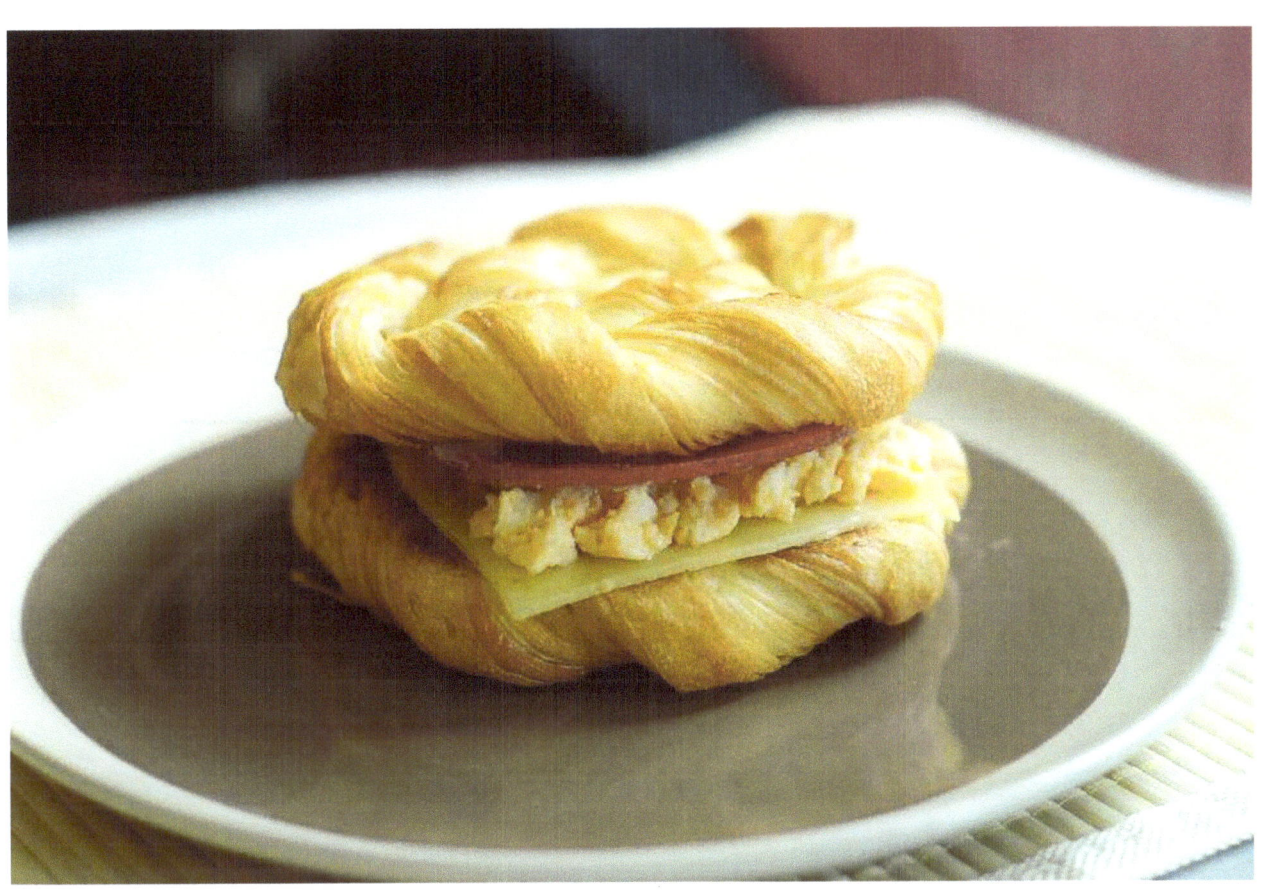

Zischenmahlzeiten

Zwischenmahlzeiten lasse ich aus Gewohnheit weg, weil ich entweder keinen Hunger oder aber keine Zeit habe, etwas zu essen. Das sollten Sie auch tun. Mittags esse ich dann alles, was auf den Tisch kommt. Ich bin da nicht wählerisch. Auch achte ich nicht auf den jeweiligen Brennwert, die die Mahlzeiten haben. Wenn Sie jedoch etwas schneller abnehmen möchten, gibt es folgenden Trick: Verzichten Sie einfach auf alle Arten von Sauce, sei sie gekocht oder fertig und verzichten Sie auf Ketchup, Mayonaise und Senf. Die meisten Saucen haben leider recht viel Zucker und stehen Ihrem Plan abzunehmen im Wege.

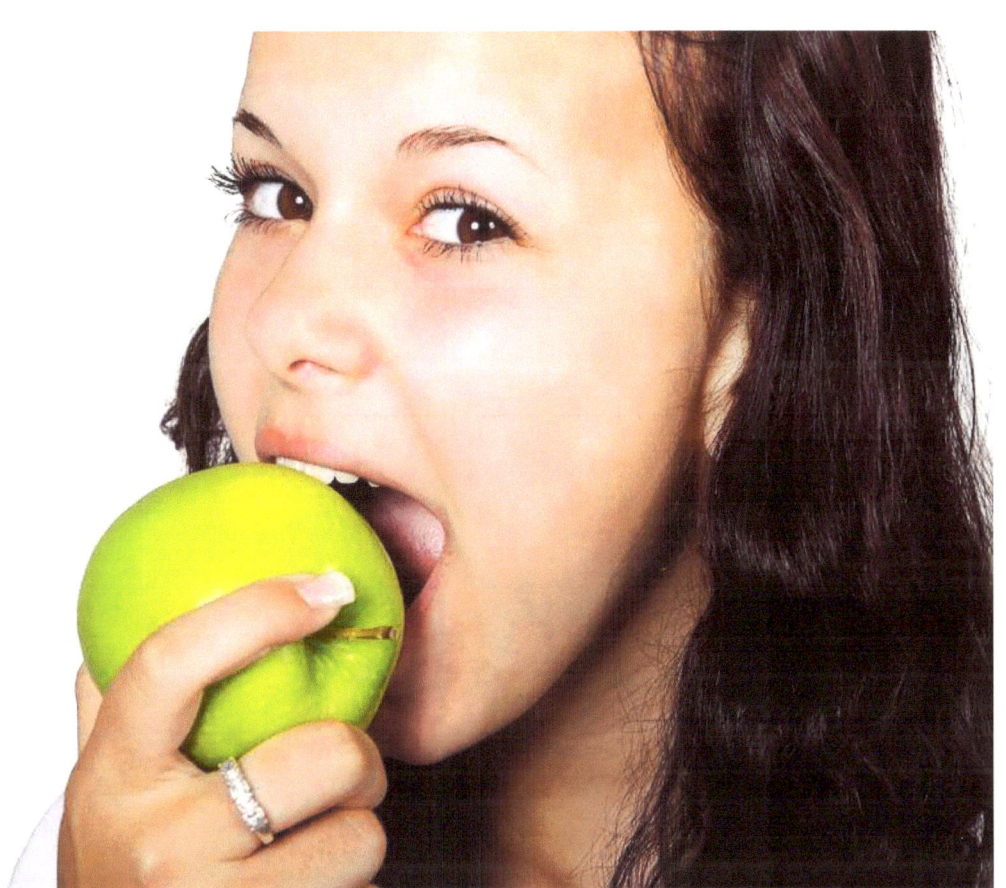

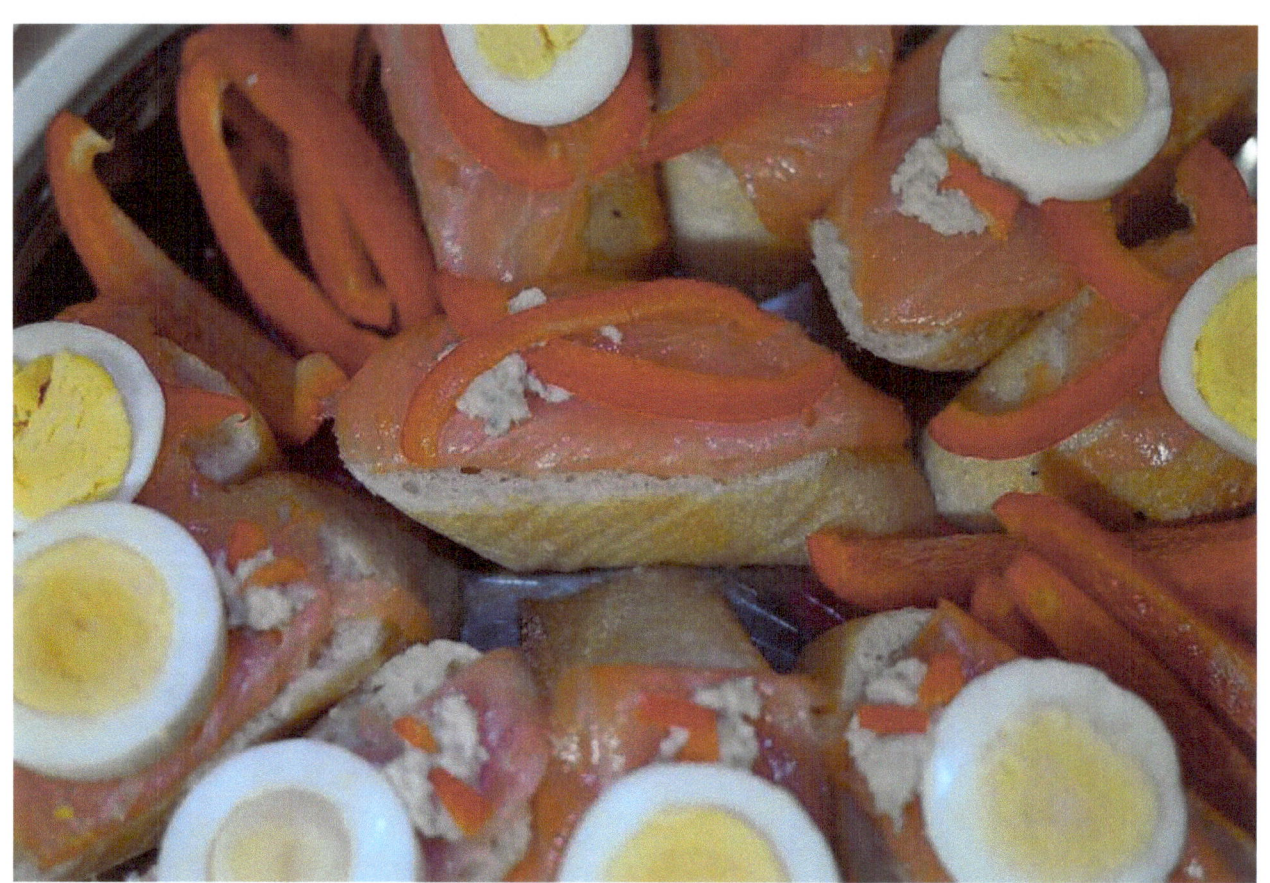

Nachmittags und Abendbrot

Nachmittags esse ich wieder nichts zwischendurch. Abends esse ich dann Abendbrot, und zwar so lange, bis ich satt bin. Auch hier esse ich eigentlich, alles was mir schmeckt. Entweder, was vom Mittag übrig geblieben ist oder ich koche frisch. Der einzige Unterschied ist, dass ich hier möglichst auf Brot, also auf Kohlenhydrate, verzichte. Reis ist in Ordnung, auch Fleisch in größeren Mengen, kein Problem! Ich mache das immer von meiner Tagesform abhängig. Manchmal esse ich auch etwas Brot, je nachdem.

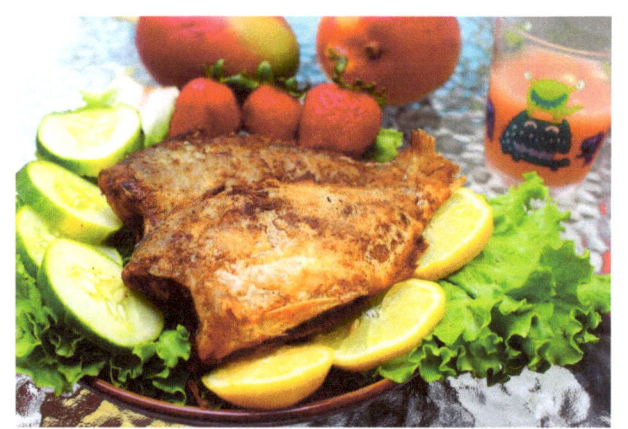

Abends und nachts

Die meisten „Kalorien" nehme ich spätabends oder auch nachts zu mir. Immer, wenn ich Hunger habe gehe ich an den Kühlschrank und suche mir etwas Leckeres aus. Ich esse z. B. einen Joghurt oder Milchreis, auch Fürst-Pückler-Eis ist in Ordnung. Ich achte lediglich darauf, dass der Brennwert, also die Anzahl der Kilokalorien bezogen auf 100 Gramm, höchstens 120 bis 130 oder selten mal 200 beträgt. Nach Möglichkeit sollte diese selbstverständlich so niedrig wie möglich sein. Das ist der ganze Trick. Es gibt z. B. eine Sorte Fürst-Pückler-Eis beim Netto, die lediglich 99 Kcal hat. Zwar esse nicht jeden Abend Eis, aber wenn ich Lust dazu habe, tue ich es ohne ein schlechtes Gewissen zu haben. Ebenso ist es mit den anderen Sachen. Leider fallen hier Schokolade, Chips und Kekse völlig aus dem Raster, denn diese haben meist weit über 400 oder 500 Kilokalorien pro 100 Gramm. Auch Kuchen und Torte sollten Sie gar nicht essen. Hin und wieder genehmige ich mir abends beim Fernseh-Gucken sogar ein oder zwei Schalen Müsli mit Vollmilch. Auch hier sollte man darauf achten, dass das Müsli so wenige Kalorien wie möglich hat. Ich finde, es ist leichter auf Kuchen und Chips zu verzichten und dafür beim „richtigen" Essen nicht zu sparen.

Wenn Sie diese kleine Regel beherzigen werden Sie garantiert abnehmen, zwar langsam, aber dafür stetig, und Sie werden dabei keinen Hunger verspüren, da Sie ja immer essen, wenn Sie Hunger haben.

Um den Abnehmeffekt zu steigern, gibt es den folgenden Trick, den ich hin und wieder anwende. Wenn Sie abends auf dem Sofa Hunger haben, fragen Sie sich: „Habe ich jetzt wirklich Hunger, oder ist das nur Appetit?". In den meisten Fällen wird es Appetit sein, doch das macht nichts. Selbst wenn Sie dem nachgeben, und Joghurt oder ähnliches naschen brauchen Sie kein schlechtes Gewissen zu haben. Wenn Sie hin es hin und wieder schaffen, sich zu sagen, dass Sie eigentlich gar keinen Hunger haben, haben Sie schon viel gewonnen. Das Vorhaben ist ja, möglichst leicht und dauerhaft abzunehmen. Und dafür ist diese Strategie geradezu einfach wie ideal.

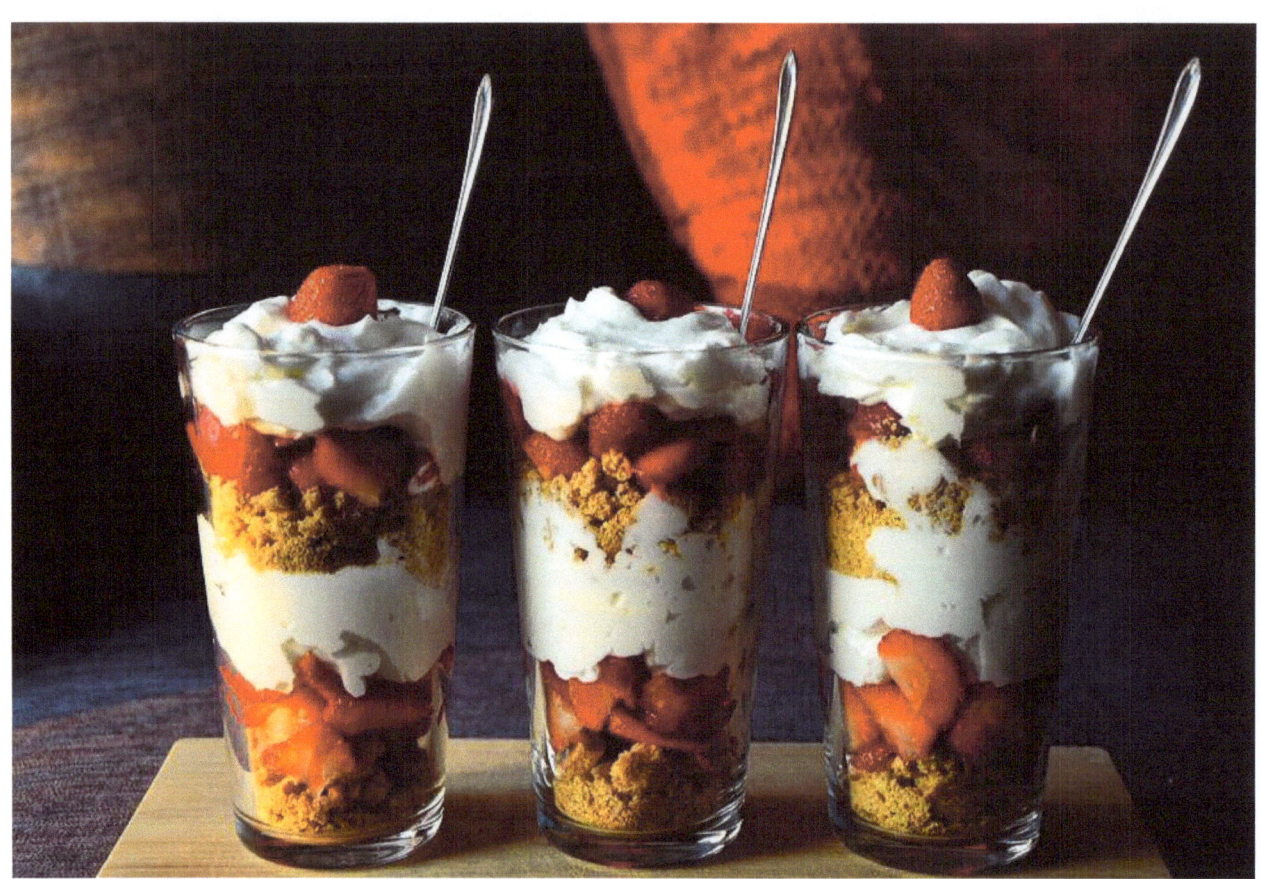

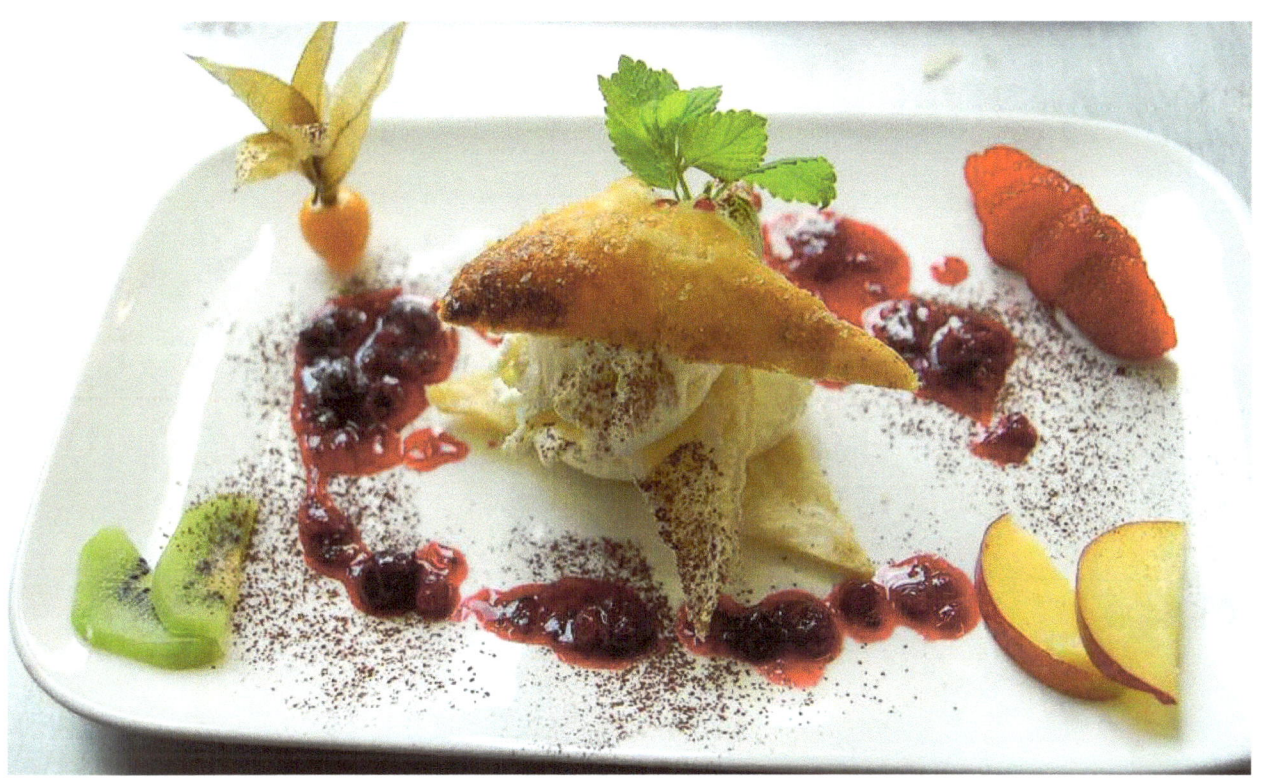

Getränke

Übrigens, was die Getränke angeht, so trinke ich nur Wasser. Am besten ist Leitungswasser, Mineralwasser tut es natürlich auch. Verzichten Sie jedoch auf alle Säfte und Limonaden, denn diese haben sehr viele Kalorien.

Tagsüber trinke ich viel Kaffee und abends Tee, beides immer mit je zwei Teelöffeln Zucker. Sie können natürlich, wenn Sie Kaffee und oder Tee mögen, weniger Zucker nehmen oder gar auf den Zucker verzichten, das wäre nochmal ein „Extra-Boost" zum Abnehmen.

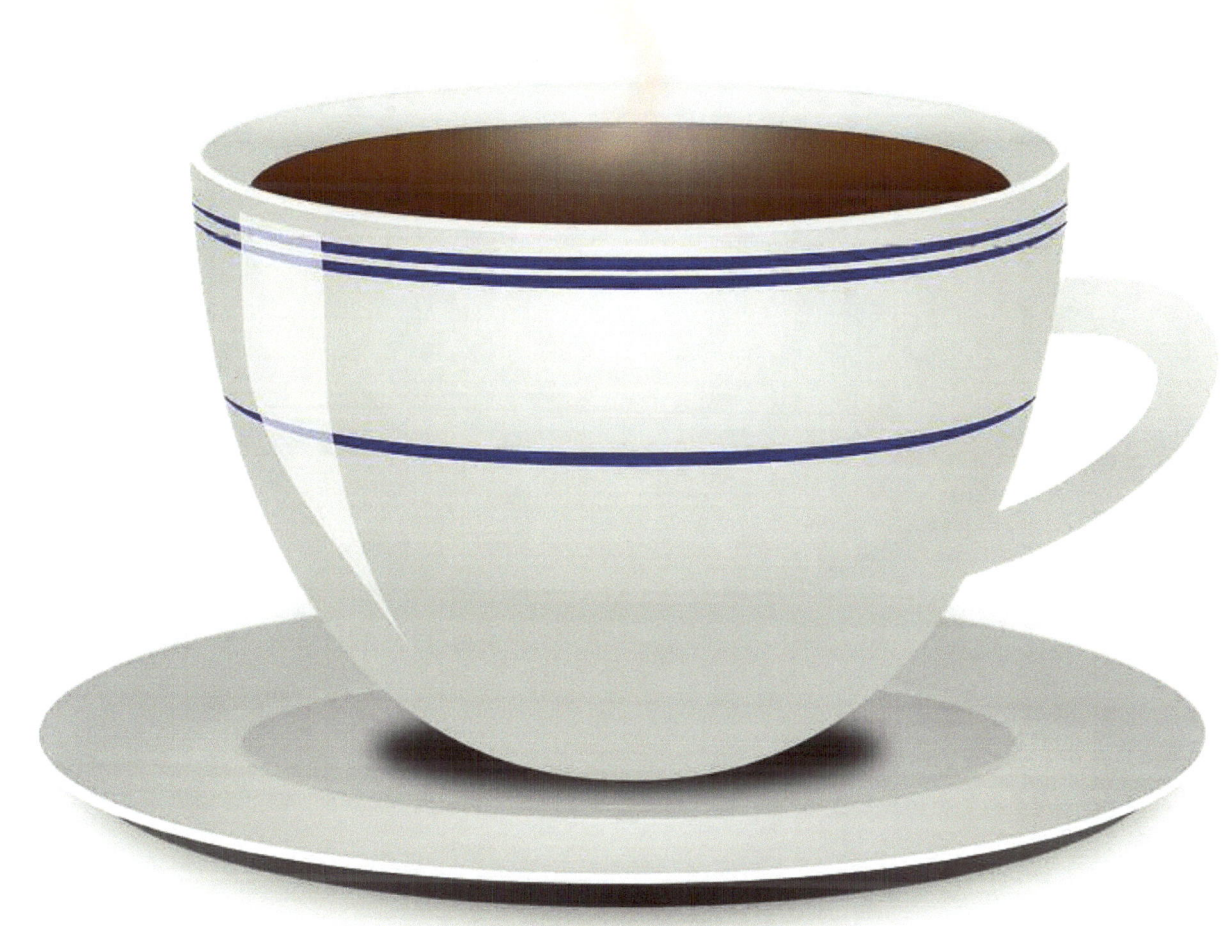

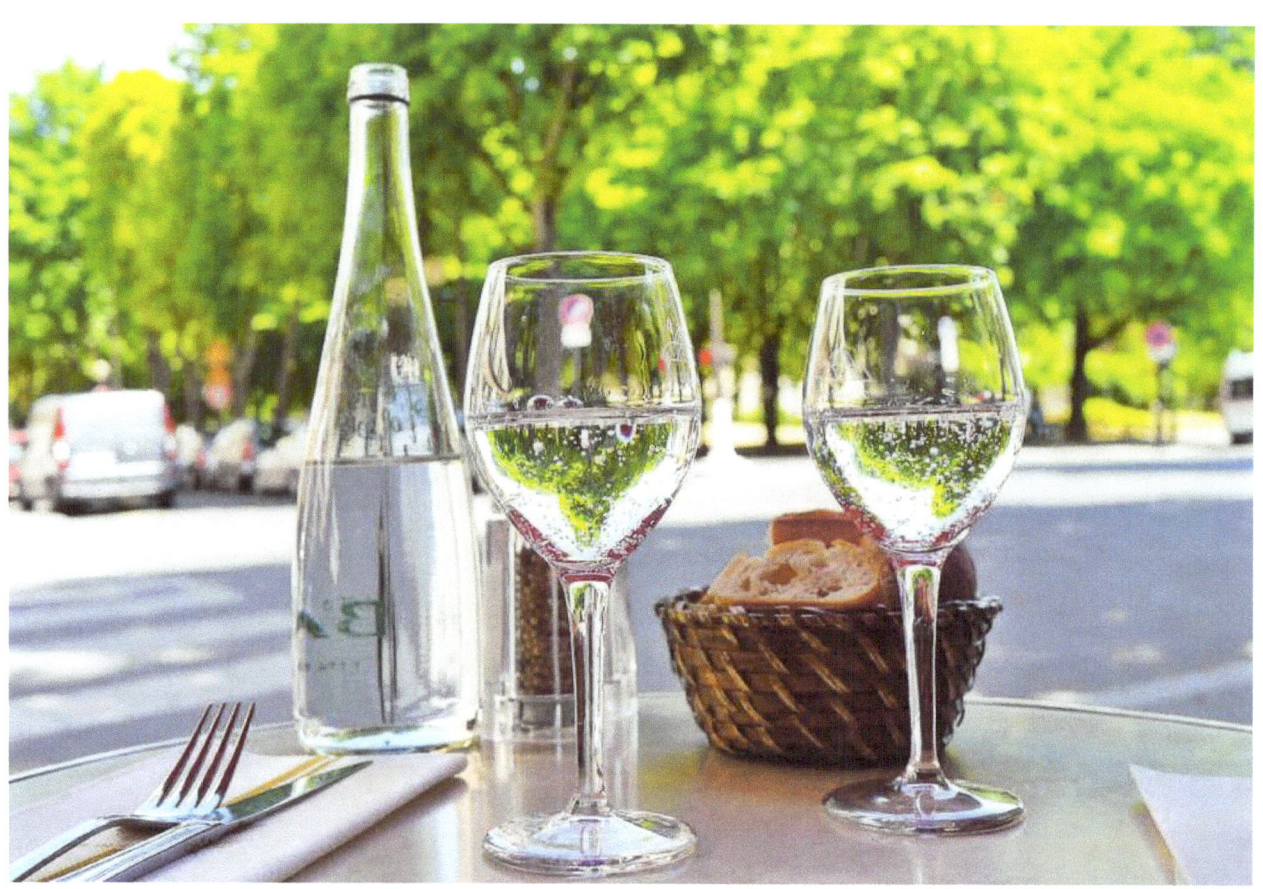

Nachwort

Sie sehen, es ist gar nicht so schwer abzunehmen und man kann es mit minimalstem Aufwand schaffen. Auch Sie können das!

Es ist wichtig, sich auch mal hin und wieder etwas zu gönnenn. Wenn Sie merken, dass Sie etwas abgenommen haben, können Sie samstags ruhig mal Schokolade in Maßen oder Sonntags auch mal Salzstangen oder Brezeln naschen. Salzstangen haben weitaus weiniger Kalorien als Kartoffelchips.

So macht Abnehmen Spaß.

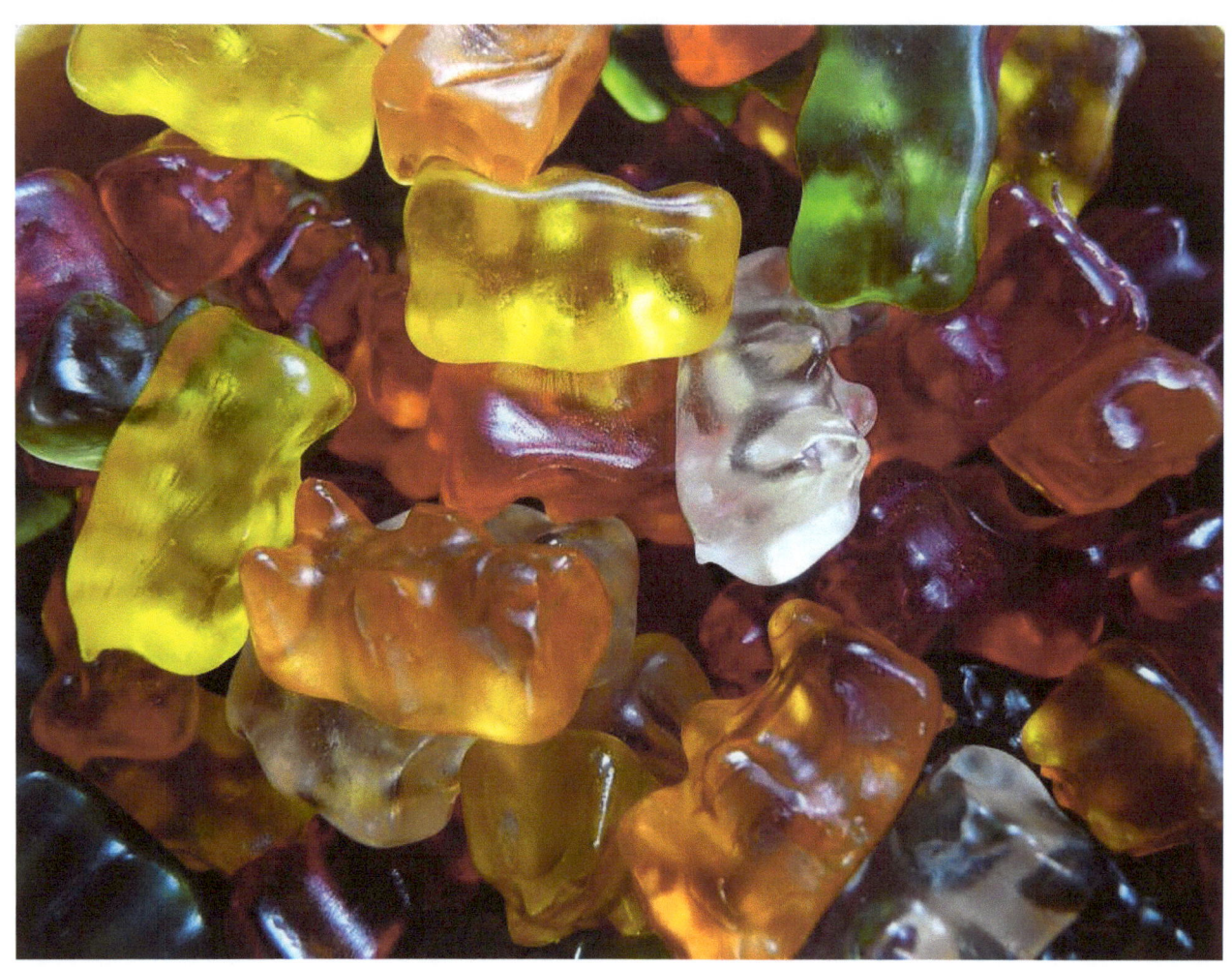